DE

L'HYDROTHÉRAPIE

A VICHY

PAR

Le Docteur JARDET.

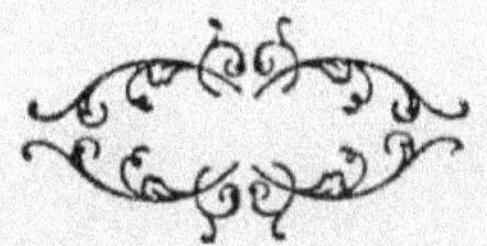

VICHY

IMPRIMERIE WALLON

—

1874

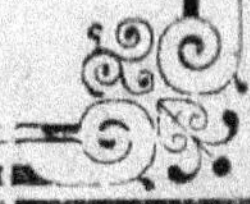

DE
L'HYDROTHÉRAPIE
A VICHY

PAR

Le Docteur JARDET.

VICHY

IMPRIMERIE WALLON

—

1874

A LA MÉMOIRE

DE

LOUIS FLEURY

Le créateur de l'Hydrothérapie scientifique.

Sans PRIESSNITZ, FLEURY ne se serait jamais
occupé d'Hydrothérapie.

Sans FLEURY, l'Hydrothérapie serait, depuis longtemps, morte et oubliée.

TARTIVEL. — *Le Progrès*, tome II. Paris, 1858.

Cette petite brochure s'adresse aux malades qui viennent aux Eaux de Vichy ; elle a pour but de les engager
à suivre un traitement hydrothérapique.

Il y a quinze ans que j'ai eu l'idée d'associer l'hydrothérapie au traitement thermal, et voici comment cette
idée m'est venue : Louis Fleury avait publié, dans le
Moniteur des Sciences médicales et pharmaceutiques,
des observations remarquables de guérisons obtenues chez
des sujets atteints de congestions chroniques du foie, de
gastralgie, de fièvres intermittentes rebelles. Ces cas de
guérisons de maladies, qui sont fréquentes à Vichy, me
firent penser que ce nouveau mode de traitement, établi
dans cette station thermale, pourrait rendre quelques
services.

J'allai à Bellevue et je me soumis au traitement de
Fleury pour un reste de fièvre intermittente contractée

en Algérie, et dont je me débarrassai ; mais, de plus, je fus témoin de faits si remarquables, que mon parti fut pris immédiatement.

Je vins à Vichy, je cherchai l'emplacement le plus convenable pour avoir de l'eau, et je fis installer, très-timidement d'abord, une douche froide avec quatre cabinets seulement. Mais bientôt, mes quatre cabinets devinrent insuffisants. C'est alors que je fis faire, sans luxe, mais très-confortablement, une installation pouvant suffire à toutes les exigences du traitement par l'eau froide. Aussi, chaque année, le nombre de mes malades est allé en augmentant.

Vichy, le 1ᵉʳ mars 1874.

INTRODUCTION

Avant d'exposer son action spéciale dans chaque maladie, il est bon de jeter un coup d'œil sur l'ensemble de l'hydrothérapie.

ÉTYMOLOGIE. — *Hydrothérapie* veut dire, d'une manière générale, traitement par l'eau froide, quels que soient son mode d'emploi et sa température ; mais dans son acception usuelle, il signifie traitement par l'eau froide, principalement employée à l'extérieur.

ORIGINE. — L'hydrothérapie est probablement très-ancienne, puisque l'on a trouvé dans les ruines d'Herculanum et de Pompéï des traces d'instruments qui ont dû servir à administrer des douches ; mais il est bien difficile de se rendre compte des différents modes opératoires, de la température de l'eau, etc. Elle était tombée dans l'oubli depuis longtemps, lorsque vers 1830, un paysan de la Silésie autrichienne, Priessnitz, eut l'idée d'appliquer l'eau froide au traitement d'un très-grand nombre de maladies. Ses succès attirèrent à Grœffemberg une foule considérable de malades de toute condition, et sa réputation devint européenne.

Mais si Priessnitz a inventé l'hydrothérapie, c'est incontestablement à Fleury qu'elle doit de n'être pas tombée dans le discrédit. Avant les travaux de ce dernier, en effet, l'hydrothérapie n'était qu'un moyen empirique et souvent dangereux. Mais depuis que ce savant a expliqué son mode d'action, qu'il a fait connaître le mécanisme par lequel elle agit, elle est devenue une méthode scientifique et rationnelle, acceptée par tous les médecins au courant de la science, et elle a pris une place des plus importantes dans la médication des maladies chroniques.

APPLICATION DE L'EAU FROIDE. — APPAREILS. — « L'eau « froide appliquée à l'extérieur est, « dit Fleury, » la base « de la médication hydrothérapique. Cet agent, le plus « actif de tous, est le seul dont l'emploi puisse être géné- « ralisé. » Ces propositions sont vraies, seulement les effets de l'eau froide varient avec la manière dont elle est appliquée, et c'est pour cela qu'on a imaginé différents appareils. Les principaux sont : la piscine, le bain de siége à eau courante avec douches variées, le bain de cercle, la douche en pluie, la douche en jet, la plus utile de toutes, à condition qu'elle sera bien administrée.

« Grâce à la multiplicité de ses procédés, » dit Fleury, « à la variété et à la spécialité de ses médications, l'hy- « drothérapie scientifique est en mesure de satisfaire aux « indications les plus accidentelles, les plus imprévues, « comme à celles qui se présentent quotidiennement à « nous, et qui se rattachent à la température de l'eau, à « la puissance et à la disposition des appareils ; à la sai- « son, au climat, aux vicissitudes atmosphériques, aux « conditions locales ; à l'âge, au sexe, à la constitution, « au tempérament du sujet ; à la maladie envisagée dans

« sa nature, sa marche, ses transformations, ses applica-
« tions, etc., etc. »

TEMPÉRATURE DE L'EAU. — Le traitement hydrothérapique, pour être efficace, exige de l'eau froide. On peut
employer de l'eau très-froide, c'est-à-dire de 0 à 4 et 6
degrés; mais alors, les applications doivent être extrêmement courtes et surveillées avec le plus grand soin. Autrement, la réaction pourrait ne pas se faire, et il s'en
suivrait un effet contraire à celui qu'on veut obtenir.

La température la plus favorable est entre 8 et 12 degrés; c'est la température ordinaire des puits et des
sources naturelles.

On peut employer l'eau d'une manière avantageuse
jusqu'à 15 degrés; mais au-dessus de cette température,
elle n'est plus assez froide pour obtenir une bonne réaction et le traitement devient inefficace. C'est pour éviter
cet inconvénient que j'ai fait construire une vaste gla-
cière, au fond de laquelle serpente un long tuyau en fer.
L'eau passe dans ce tuyau entouré de glace avant de
monter dans le réservoir supérieur, de façon que, même
pendant les plus grandes chaleurs de l'été, l'eau que j'emploie est toujours au-dessous de 14 degrés.

PRESSION. — L'action de l'eau froide varie avec sa
force de projection, par conséquent avec la hauteur du
réservoir. Une douche trop faible n'a pas d'action et peut
même devenir dangereuse, parce qu'étant privée de toute
force de percussion, il n'y a pas de réaction. Si elle est
trop forte, elle peut occasionner d'autres accidents, des
contusions, par exemple, et par suite des congestions. La
pression ne doit pas être la même pour tous les cas. C'est
pour cela que j'ai fait superposer deux réservoirs, l'un

ayant une grande pression et l'autre une force modérée. Mais le médecin seul est à même d'apprécier, suivant les cas, la force de pression qui convient à chaque malade.

SAISON FAVORABLE. — Le traitement hydrothérapique peut être suivi en tout temps, même l'hiver, lorsque toutefois la température n'est pas trop basse pour congeler l'eau dans les réservoirs. En été, l'action de l'eau froide est moins grande, parce que la température atmosphérique étant plus élevée, la réation se fait sans effort de la part de l'organisme et n'amène qu'un effet passager sans grand résultat.

Les époques les plus favorables sont toujours le printemps et l'automne, parce qu'à ces deux époques la chaleur extérieure est modérée.

CHAPITRE Ier

Gastrite, Gastralgie, Dyspepsie.

Je réunis, dans un même chapitre, la gastrite, la gastralgie et la dyspepsie, parce que ces différentes maladies sont souvent prises l'une pour l'autre, et par conséquent traitées de la même façon.

La *gastrite* est l'inflammation franche de l'estomac ; *dyspepsie* veut dire digestion difficile ; ce n'est pour ainsi dire qu'un symptôme des troubles fonctionnels de l'estomac ; néanmoins, plusieurs auteurs des plus recommandables, les docteurs Gendrin, Beau, Durand-Fardel, etc., en ont fait une maladie spéciale qu'ils ont divisée en plusieurs espèces et à laquelle ils ont rattaché plusieurs autres affections. La *gastralgie* est la névralgie de l'estomac. Monneret et Fleury ont décrit, sous cette dénomination, les différents phénomènes qui constituent la gastrite de Broussais et la dyspepsie de Gendrin.

Quoiqu'il en soit, les malades atteints d'affection chronique de l'estomac abondent à Vichy. M. Durand-Fardel estime que la dyspepsie et la gastralgie fournissent le tiers du total de ceux qui y viennent. On y trouve, en effet, tous les jours, des personnes qui se plaignent d'éprouver des irrégularités de l'appétit, des digestions pénibles, douloureuses, des flatuosités, des gonflements épigastriques, des nausées, des envies de vomir, des vomissements ; des douleurs plus ou moins aiguës, tantôt dans un point, tantôt dans un autre de l'abdomen ; de la diarrhée ou de la constipation. Ces malades restent souvent fort longtemps dans cet état ; mais d'autres fois, ils perdent peu à peu leurs forces, leur embonpoint, la peau devient jaune, sèche, terreuse, toutes les fonctions deviennent languissantes et la vie est en danger.

A une époque qui n'est pas très-éloignée de nous, tous ces phénomènes constituaient la gastrite et se traitaient par les sangsues, les saignées, la diète aidée du régime lacté.

En opposition à ce système, on en vit paraître un autre qui substitua aux émissions sanguines et à la diète les préparations ferrugineuses et une riche alimentation, et, d'après Benech, les gastrites ne furent plus traitées que par les côtelettes, les beefsteaks, arrosés de vin de Bordeaux.

Ce système, qui réussit à quelques malades chez lesquels la gastralgie était sous la dépendance de l'anémie, n'en eût pas moins à enregistrer de nombreux revers, et comme dit Fleury : « Beaucoup de malades y trouvèrent « l'avantage de ne plus être exposés à mourir de faim ; « mais beaucoup d'autres éprouvèrent le désagrément de « périr d'indigestion et de gastro-entérite. »

La médecine contemporaine a reconnu l'exagération de ces deux systèmes. Les différents phénomènes que j'ai énumérés n'ont plus été rattachés uniquement à la gastrite ou à l'anémie. La gastrite est devenue rare. Elle a été remplacée par la dyspepsie des uns ou par la gastralgie des autres ; et la plupart des médecins rattachent tous les troubles de l'estomac à une lésion de cet organe. Eh bien ! très-souvent, ce n'est pas dans l'estomac qu'il faut rechercher la cause de la gastralgie ou de la dyspepsie; et, comme Fleury l'a démontré, dans un très-grand nombre de cas, la gastralgie est subordonnée à une cause générale, telle que la chlorose, l'anémie, la goutte, etc. D'autres fois, elle est liée à un état organique du foie, de la rate, de l'utérus. Qui ne connaît les vomissements des femmes enceintes? Aussi est-il nécessaire d'examiner avec le plus grand soin tous les organes.

Il est donc très-utile, pour le traitement, de diviser la maladie en gastralgie simple ou idiopathique, c'est-à-dire qui n'est compliquée d'aucune autre affection, et en gastralgie symptomatique, c'est-à-dire qui est sous la dépendance d'une autre affection.

Le cadre de cet ouvrage ne me permet pas de faire l'histoire complète de la gastralgie, aussi j'arrive de suite au traitement.

1° Lorsqu'on a affaire à une véritable gastrite chronique, c'est-à-dire à une inflammation franche de l'estomac, la meilleure médication consiste dans un régime doux aidée d'eau fraîche, que le malade a soin de prendre très-fréquemment à petite dose. Comme adjuvant, l'hydrothérapie, longtemps continuée, sera extrêmement efficace.

Si l'on a affaire à une gastralgie idiopathique, dégagée de toute complication, il suffit souvent pour la faire disparaître d'un régime alimentaire convenable, de l'usage modéré d'un bon vin. L'action du régime est très-favorablement aidée par l'exercice, le changement d'air, les bains de mer, les eaux minérales. La matière médicale fournit quelques médicaments utiles : le quinquina, les amers, la belladone, l'opium, la noix vomique, etc. Lorsque la douleur est très-vive, un vésicatoire souvent la fait disparaître. Le fer est très-utile, quand la gastralgie est liée à l'anémie. Le charbon, en absorbant les gaz, amène quelque soulagement.

Les Eaux de Vichy rendent les plus grands services. Chaque année, on voit un très-grand nombre de gastralgiques, fatigués par la vie sédentaire des bureaux ou par les préoccupations des affaires, s'en retourner, après une saison de Vichy, dans le meilleur état de santé. Voilà les principaux moyens qui sont employés pour combattre la gastralgie simple, mais que de fois tous ces moyens échouent.

Lorsque tout a échoué, il reste une ressource très-grande, c'est l'hydrothérapie. Tous les médecins au courant de la science n'hésitent plus aujourd'hui à la prescrire, et généralement elle triomphe de la maladie ; mais c'est à condition d'être bien administrée. En voici un exemple des plus frappants :

OBSERVATION I. — M. F..., âgé de 50 ans, d'un tempérament nerveux, d'une bonne constitution, est malade depuis un an. A la suite de peines morales, il fut pris au mois de juillet 1859 de malaises, d'envies de vomir, de vomissements, de crises nerveuses, accidents qui furent combattus heureusement par les calmants, les révulsifs et le sulfate de quinine. La santé se maintint bonne pendant deux mois, après lesquels les mêmes accidents reparurent avec plus d'intensité. Les moyens qui avaient si bien réussi une première fois échouèrent complétement. La belladone, le sous-nitrate de bismuth n'amenèrent aucun résultat. Trousseau conseilla à ce malade de venir à Vichy et de suivre un traitement hydrothérapique ensuite. Les Eaux de Vichy, même à la dose d'une cuillerée, ne purent pas être supportées et furent vomies. Mancel m'adressa ce malade dans l'état suivant : amaigrissement très-considérable, teinte jaune très-prononcée de la peau, tendance à la tristesse, pleurant facilement, se désolant pour rien, troubles considérables dans les digestions, nausées ou vomissements continuels accompagnés de malaise général. La faiblesse générale est si grande, que le malade a beaucoup de peine pour venir de son hôtel à l'établissement. Il est soutenu ou plutôt porté par sa femme et par un de ses amis. M. F... est très-pusillanime, il redoute beaucoup l'eau froide. La première application ne dure que quelques secondes et amène une sensation de bien-être général si marqué que le malade est enchanté de son début.

Après huit jours de traitement, M. F... se trouve beaucoup mieux. Les vomissements qui avaient diminué dès les premiers jours ont complétement cessé. L'appétit est revenu, la tristesse a fait place à la gaîté, l'Eau de Vichy, source de l'*Hôpital*, est bien supportée, les douleurs si cruelles ont cessé complétement.

Mancel, que ce résultat avait beaucoup intéressé, ayant eu occasion de revoir ce malade trois ans plus tard, m'a raconté que sa guérison ne s'était pas démentie un seul instant.

Il me serait facile de citer un grand nombre de faits analogues : mais celui-là suffit bien pour montrer combien peut devenir grave la gastralgie, et que l'hydrothérapie, dans les cas de ce genre, est une médication héroïque dont l'efficacité est incontestable.

Toutefois, les choses ne se passent pas toujours ainsi. Et lorsque la gastralgie n'est que la manifestation d'un état général, de la goutte, de l'hystérie, etc., ou lorsqu'elle est liée à un état organique du foie, de l'utérus, les accidents, les vomissements surtout sont bien plus persistants et ne disparaissent que quand la cause elle-même qui les a produit a disparu, ou quand l'état général a été modifié.

Voici une observation qui le prouve :

Observation II. — M. de F... a 55 ans, il est doué d'une constitution moyenne, d'un tempérament nerveux. Il appartient à une famille de goutteux. Depuis l'âge de 20 ans il ne s'est plus bien porté. Il a été pris d'abord d'une affection qui, d'après la description qu'il en fait, paraît avoir été un urticaire. Cette affection de la peau, à peine guérie, M. de F... éprouva des douleurs rhumatismales accompagnées de battements de cœur. Ces battements de cœur ont disparu à leur tour pour faire place à des coliques néphrétiques. Enfin, depuis un an, il est survenu des accidents du côté de l'estomac. La digestion a commencé par devenir lente, pénible, des éructations et des gaz se sont produits après les repas, puis des acidités. Ces phénomènes ont été suivis de vertiges qui ont beaucoup effrayé le malade. Il s'en est suivi un état de faiblesse générale et de tristesse. Ces accidents ont été combattus par le vin de quinquina, un régime reconstituant, le charbon de Belloc, le sous-nitrate de bismuth ; mais le malaise a persisté. Il est survenu de temps en temps des vomissements et une douleur continuelle au creux de l'estomac.

Le 8 juin 1866, M. de F... vint à l'établissement hydrothérapique dans l'état suivant : douleur constante à l'épigastre, cette douleur devient plus vive par la pression, et s'étend, à droite, dans la région du foie ; néanmoins, le foie ne paraît pas avoir augmenté de volume. La peau du visage est pâle, les chairs sont molles, l'amaigrissement est notable, l'affaiblissement considérable. Le pouls est faible, l'appétit est nul, les digestions sont lentes, très-pénibles, souvent accompagnées de vomissements. Le malade est découragé, et il ne se soumet à l'hydrothérapie qu'avec répugnance et par acquit de conscience.

Une première douche de 10 secondes amène une douleur de tête qui décourage encore plus le malade. J'ai toutes les peines du monde à le déterminer à continuer.

Le 9, la douche ne dure que 5 secondes et est bien supportée sans accident.

Graduellement nous arrivons, le 10, à 25 secondes. M. de F... éprouve un sentiment de bien-être après chaque douche.

Le 20, la douleur d'estomac a diminué. M. de F... a un peu plus d'appétit: l'eau de l'*Hôpital* est bien supportée.

Le 30, l'état général est bien meilleur; le teint est devenu plus frais. Depuis quinze jours, il n'y a pas eu de vomissement. La douleur d'estomac a beaucoup diminué, M. de F... est très-satisfait, il veut absolument s'en aller. Je le détermine à rester encore une semaine. Enfin, le 8 juillet, il quitte Vichy, dans un état de santé très-satisfaisant; la douleur d'estomac a complétement disparu.

L'influence de l'hydrothérapie est ici manifeste; mais c'est en améliorant l'état général que la gastralgie a été guérie.

Lorsque la gastralgie est sous la dépendance d'une affection organique, comme une congestion du foie ou de l'utérus, il faut s'adresser à l'organe malade, et tant que la cause persistera, la gastralgie ne guérira pas.

Et, dans ces cas graves, l'hydrothérapie est la dernière ressource contre la gastralgie. Eh bien, si l'hydrothérapie réussit si bien dans ces cas si graves, quelle ne serait pas son efficacité dans les cas légers et au début de l'affection? Et quand il faut aux malades des mois et des années pour se débarrasser d'une maladie chronique, s'ils se soumettaient au traitement dès le début, il leur suffirait de quelques semaines et même de quelques jours. A Vichy, où les malades s'arrangent pour ne rester que trois semaines ou quatre au plus, sans qu'on puisse les retenir, nous obtenons souvent de très-grandes améliorations; mais assez rarement une guérison complète. Aussi, voyons-nous les gastralgiques revenir plusieurs années de suite, et se maintenir de cette façon dans un état de santé passable.

Le moyen le plus efficace contre la gastralgie, c'est donc l'hydrothérapie; mais à la condition qu'elle sera appliquée avec soin. Il faut surtout tenir compte de l'état général du sujet et le traitement doit être dirigé par le médecin lui-même.

Lorsque la gastralgie est simple, les douches générales très-courtes et très-divisées, le bain de cercle sont les moyens les plus efficaces. Si les douleurs ne sont pas très-vives, les compresses excitantes placées sur la région épigastrique viennent aider la médication. Si, au contraire, les douleurs sont très-vives, il faut avoir recours aux compresses sédatives.

Si la gastralgie est sous la dépendance d'un état général, il faut tenir grand compte de cet état. Ainsi, dans la chlorose, en même temps qu'on prescrira le fer, les douches reconstituantes et toniques seront d'une grande utilité; alors, ce sont les douches très-courtes en jet et en pluie qui conviennent le mieux. Il faut surtout se garder des douches trop prolongées qui ne feraient qu'aggraver le mal. Dans les cas de gastralgie goutteuse, on prescrira l'eau des *Célestins* ou de la *Grande-Grille*, et on excitera la peau par des douches très-énergiques, précédées de transpiration obtenue surtout au moyen de l'exercice.

Si la gastralgie est accompagnée de congestion chronique du foie, de l'utérus, etc., il faut en même temps combattre ces différentes congestions par les douches révulsives et agir directement sur les organes malades par la douche en jet, les bains de siége à eau courante, les douches énergiques dirigées sur les régions lombo-hypogastriques.

Voilà les indications générales du traitement. Il s'agit seulement de bien les connaître et de bien les appliquer ; ce qui ne peut être fait que par un médecin expérimenté.

CHAPITRE II

Engorgement du Foie

L'usage des Eaux de Vichy constitue le traitement classique des engorgements du foie. Tous les médecins sont d'accord sur ce point. Aussi vient-il à Vichy, de toutes les parties du monde, des malades atteints d'affections de cet organe.

J'entends par engorgement du foie l'augmentation de volume de cet organe par suite de l'accumulation du sang. Cette affection n'est bien connue que depuis un petit nombre d'années, aussi, quand elle n'est pas très-prononcée, passe-t-elle souvent inaperçue et est confondue avec la gastralgie. C'est à Fleury que l'on doit en attribuer l'histoire complète.

D'après ce grand maître, la congestion hépatique chronique est très-fréquente et souvent méconnue. On la reconnaît en palpant le malade couché sur le dos et les membres inférieurs fléchis. Si le volume du foie est considérable, on se rend facilement compte par ce moyen de son augmentation de volume ; mais si le gonflement n'est pas bien considérable, ce moyen est tout à fait insuffisant. Il faut alors, d'après le conseil que donne Portal, faire tenir les malades debout, l'épine fléchie et un peu déviée à gauche. De cette façon, le foie devient plus accessible à nos moyens d'investigation, et avec de l'expérience, on arrive facilement à reconnaitre s'il y a une augmentation de volume.

L'engorgement du foie produit les mêmes symptômes que la gastralgie, à laquelle il se lie le plus souvent. La bouche est mauvaise, les malades n'ont pas d'appétit, les digestions se font mal, il y a des aigreurs, de la pesanteur, du malaise après les repas; tantôt de la constipation, tantôt de la diarrhée. La peau devient sèche, jaune, terreuse, elle perd de sa souplesse. Dans ce cas-là, c'est la forme gastro-intestinale qui domine.

Mais souvent aussi l'on voit apparaître, comme conséquence de la congestion du foie, les accidents qui caractérisent la forme cérébrale (hypocondrie, mélancolie, vertiges, etc.); ce qui fait souvent prendre la maladie pour une affection des centres nerveux. Et ce qu'il y a de remarquable, c'est que tant que la médication s'adresse aux symptômes, *gastralgie, dyspepsie,* ou bien aux phénomènes nerveux, *vertiges, hypocondrie,* les malades n'éprouvent que peu ou point de soulagement, ou pour mieux dire, la maladie continue sa marche et se complique; mais dès que la médication s'adresse directement au foie, l'amélioration commence, et elle se développe graduellement, à mesure que le volume de l'organe diminue. Et tous les phénomènes morbides disparaissent aussitôt que le foie a repris ses limites normales.

Voici ce qu'à dit Fleury, que je ne saurais trop citer :

« 1° La gastralgie ne produit pas directement la congestion hépatique, mais seulement en raison de la débilitation, de l'anémie, que les troubles de la nutrition amènent parfois, au bout d'un temps plus ou moins long;

« 2° La gastralgie primitive, idiopathique, précède tou-

« jours, de plusieurs mois au moins, le développement
« de la congestion du foie ;

« 3° Après avoir été produite par la gastralgie et l'ané-
« mie, la congestion hépatique devient à son tour une
« cause de gastralgie et d'anémie, et il s'établit alors un
« cercle vicieux d'influences pathogéniques réciproques et
« simultanées ;

« 4° Pour sortir de ce cercle vicieux, il faut combattre
« directement la congestion hépatique et l'anémie, en re-
« constituant le sang, en rétablissant l'équilibre de la
« circulation capillaire générale et l'intégrité des fonc-
« tions de nutrition et d'innervation ;

« 5° Les médicaments gastralgiques sont, à cet effet,
« complétement inefficaces, même contre la gastralgie.
« De là les insuccès des praticiens qui, méconnaissant la
« lésion hépathique, s'évertuent à combattre une gastral-
« gie, une dyspepsie, une névropathie ou hypocondrie.
« etc., dont la cause organique leur est inconnue. »

L'engorgement du foie est donc primitif ou consécutif.
Une des causes les plus générales de cette affection est
l'habitation dans les pays chauds. Aussi en voit-on fréquemment atteints nos officiers et soldats qui sont allés
dans le Midi, en Afrique, en Chine, dans l'Amérique du
Sud. Et l'on doit en attribuer la cause immédiate à une
altération du sang, à la chloro-anémie. Très-fréquemment la fièvre intermittente accompagne la congestion du
foie.

Lorsque la congestion du foie n'est liée à aucune
autre affection, il faut l'attaquer directement par les douches résolutives énergiques, en même temps qu'au moyen
des douches générales on combat l'état général consécutif. Lorsqu'il existe une complication, il faut en même
temps s'adresser à cette complication par les moyens

appropriés. Lorsque, par exemple, la congestion du foie est sous la dépendance d'une diathèse goutteuse, l'eau de Vichy *(Grande-Grille* ou *Hôpital)* viendront puissamment en aide au traitement, en même temps qu'on activera l'action de la peau.

La congestion du foie peut être passive ou active. Dans ce dernier cas, il faut bien se garder de doucher le foie directement. On ne manquerait pas d'amener un accroissement du mal. Il faut au contraire employer, et avec beaucoup de précautions, les douches révulsives, dirigées principalement sur les extrémités. Quand, au contraire, la congestion est passive, les douches à percussion résolutives sont indiquées et rendent les plus grands services. C'est dans ces cas-là que j'ai souvent pu constater un phénomène bien remarquable et découvert par Fleury. Après chaque douche, si on examine le foie, on constate qu'il a diminué de plusieurs centimètres ; mais il ne reste pas dans cet état. La diminution ne persiste pas toute entière. Elle ne disparaît pas non plus complétement ; de façon que c'est en passant par des alternatives de diminution et d'augmentation de volume, la diminution l'emportant sur l'augmentation, que le foie revient à son état normal.

La marche de la congestion du foie est essentiellement longue. Elle n'amène pas souvent la mort directement ; mais comme cette congestion est une cause de débilité, d'anémie, de détérioriation de tout l'organisme, des fonctions digestives surtout, elle prédispose à une foule d'autres affections qui peuvent devenir mortelles et abrègent l'existence. Un des phénomènes les plus remarquables produits par l'engorgement du foie est l'amaigrissement, amaigrissement dû soit à une alimentation insuffisante, soit à un défaut d'assimilation.

Lorsque la congestion du foie n'est pas très-considérable, elle guérit facilement par le régime, l'exercice en plein air, les bains de mer, les bains de rivière, ou mieux encore par les bains et les eaux de Vichy.

Mais lorsque la maladie existe depuis plusieurs années, qu'elle a causé une faiblesse très-grande, de l'amaigrissement, et que le foie a pris un développement considérable, tous ces moyens restent insuffisants ; c'est alors que l'hydrothérapie produit des résultats vraiment merveilleux et arrache les malades à une mort à peu près certaine.

Voici une observation très-curieuse et qui démontre, quand tous les autres moyens ont échoué, combien est puissante l'action de l'eau froide.

OBSERVATION III. — Il y a plus de vingt ans que je fus consulté par une dame atteinte ce congestion chronique du foie. Cet organe avait acquis un volume très-considérable. Tous les traitements mis en usage dans ces circonstances avaient été suivis : les antiphlogistiques, les émollients, les purgatifs. Plusieurs années de suite, Madame M. . était venue à Vichy et son traitement avait été dirigé par Prunelle. Les premières années, elle en avait obtenu une amélioration sensible ; mais après trois ou quatre cures, l'eau de Vichy était devenue impuissante, l'engorgement du foie continuait à faire des progrès, la santé générale devenait de plus en plus mauvaise, la peau était sèche, jaune, les digestions profondément troublées, toutes les fonctions languissaient, la maigreur était devenue très-grande, le dépérissement était évident. A bout de ressources, je conseillai à Madame M... d'aller à Bellevue se soumettre au traitement hydrothérapique dirigé par le docteur Fleury. Mon avis ne fut pas suivi tout d'abord. Plus tard, un autre médecin ayant donné le même avis, Madame M... se décida. Six mois d'un traitement régulier rétablirent sa santé complétement. Elle revint de Bellevue fraîche, grasse, ayant repris son embonpoint. Le foie avait repris ses limites normales et tous les accidents avaient disparu. Elle put retourner dans le monde qu'elle avait abandonné depuis plusieurs années et exciter l'étonnement de toutes les personnes qui l'avaient vue quelques mois auparavant.

L'hydrothérapie est donc le moyen le plus sûr et le plus actif pour guérir les engorgements du foie. Et si les résultats sont si brillants dans les cas graves, quand les malades ont tout épuisé et n'ont plus que cette dernière ressource, la maladie est très-promptement et très-sûrement guérie lorsqu'elle est à son début et que le volume du foie n'est pas très-considérable.

Je demande la permission de citer ici Monneret, un des médecins qui ont le mieux étudié cette affection :

« De toutes les médications, la plus active et la plus « sûre est l'hydrothérapie ; nous n'hésitons pas à la re- « commander de préférence à tout autre traitement. On « épargne ainsi au malade bien du temps et des drogues. « En peu de jours, quelquefois en deux ou trois semaines, « une congestion déjà très-ancienne ne donne plus lieu « qu'à des symptômes légers ; l'appétit, les forces re- « viennent, la céphalalgie, la fièvre se dissipent et le foie « reprend son volume normal. » (MONNERET, *Traité élémentaire de Pathologie*, t. III.)

J'ai eu, depuis que je suis à Vichy, souvent des affections de ce genre à traiter, et je dois dire que l'hydrothérapie, aidée de l'eau de Vichy, a presque constamment donné de bons résultats.

Voici, à ce sujet, une observation des plus intéressantes :

Observation IV. — M. M... vient me consulter avec la lettre suivante de M. le docteur Décran, de Moulins :

« J'adresse à M. le docteur Jardet un client que je lui « recommande particulièrement, M. M..., atteint de gas- « tralgie et de constipation opiniâtre. Le malade racon- « tera l'historique de son affection et le traitement mis « en usage pour la combattre. Je me contenterai de si- « gnaler l'heureux résultat obtenu en provoquant les « selles par quelques aloétiques et en stimulant l'estomac « par les préparations de noix vomique; mais l'effet de « cette médication que j'ai associée dernièrement à quel- « ques digestifs n'est pas durable, et c'est précisément à « cause du caractère passager de l'amélioration que j'ai « conseillé à M. M... un traitement réparateur général, « reconstituant, en un mot, et ayant pour base les ma- « nœuvres hydrothérapiques. J'augure beaucoup de ce « nouveau traitement qui sera dirigé par vous, Monsieur « et très-honoré confrère, et que le malade est bien dé- « cidé à suivre.

« J'appellerai l'attention de M. le docteur Jardet sur « l'engorgement du foie qui accompagne les fatigues pro- « longées et sur une petite tumeur sous-cutanée ayant « son siége dans la région épigastrique et qui mérite d'être « examinée attentivement. »

M. M... a 35 ans, il est malade depuis dix ans. Il a tou- jours eu, depuis cette époque, de la tendance aux douleurs d'estomac et à la constipation, malgré une vie active et en plein air. Ces accidents ont surtout augmenté depuis trois ans. De tous les remèdes employés, ceux qui ont le mieux réussi sont : les pillules de Franck et la noix vo- mique associées à la pepsine. L'eau de Vichy, essayée à plusieurs reprises, n'a fait qu'accroître les accidents.

L'examen fait constater une augmentation considérable du volume du foie, qui dépasse le rebord des côtes, au niveau du mamelon, de trois travers de doigt et la ligne médiane à gauche de quatre centimètres. Il existe, sur la ligne médiane, une petite tumeur herniaire sans importance.

Le 19 mai 1870, le traitement est commencé par une douche en éventail de dix secondes, bien supportée.

Le 5 juin, nous sommes arrivés graduellement à une douche en pluie et en jet d'une minute. Le malade accuse du mieux.

Le 16, le mieux se continue. Le foie ne dépasse plus le rebord des côtes que d'un travers de doigt.

Le 20, M. M... se trouve tout à fait bien. L'eau de la source de l'*Hôpital* qui, jusque-là, avait déterminé des vomissements, est bien supportée. Toute autre médication a été abandonnée.

Le 29 juin, M. M... se porte admirablement. Il ne souffre plus, les digestions sont excellentes, les forces reviennent, le teint est très-bon. Le foie ne dépasse plus le rebord des côtes.

J'aurais bien désiré faire suivre à M. M... le traitement hydrothérapique plus longtemps, afin de le reconstituer complétement ; mais comme il ne souffrait plus et que ses affaires l'appelaient, il a quitté Vichy, enchanté du résultat qu'il avait obtenu. Du reste, la guérison s'est maintenue.

En 1872, au mois de septembre, ayant éprouvé un peu de malaise, il est revenu suivre le traitement pendant une douzaine de jours, ce qui a suffi pour le remettre en bon état.

L'affection principale ici, la cause de tout le malaise, était évidemment l'engorgement du foie. Cet engorgement dissipé, tous les autres symptômes ont disparu comme par enchantement.

Comment l'hydrothérapie a-t-elle agi dans ce cas? Elle a agi de deux manières : par la douche en jet directement appliqué sur la région du foie; elle a chassé le sang de l'organe malade, tandis qu'au moyen de la douche générale, elle a opéré une révulsion si utile pour combattre l'anémie et la débilité.

CHAPITRE III

Engorgement de la Rate
Fiévre intermittente.

Il est impossible de séparer l'étude des fièvres intermittentes de celle de l'engorgement de la rate. Ces deux états pathologiques sont tellement liés, qu'on ne les trouve que très-rarement isolés l'un de l'autre.

Je ne chercherai pas à établir si c'est l'engorgement de la rate qui est cause de la fièvre intermittente, comme le professe Piorry, ou si cet engorgement n'est qu'un phénomène de la maladie. Il est probable que ce sont deux symptômes dépendant d'une intoxication générale.

La fièvre intermittente se développe dans des conditions particulières, dans les pays marécageux, où il existe des terrains nouvellement remués, sur le bord des étangs, etc. Sous le nom de *Malaria*, dans la campagne de Rome, elle est extrêmement grave et fréquente. Tout le monde sait combien elle a été et est encore funeste à notre colonie algérienne. Les troupes envoyées en Chine, au Mexique, ont eu beaucoup à en souffrir. Enfin, la fièvre intermittente est commune en France, surtout dans les Landes et dans la Sologne.

Je n'entreprendrai pas de décrire les fièvres intermittentes avec leur marche, leurs symptômes, etc. Quand on habite un pays fiévreux, comme certaines parties de l'Algérie, voici ce que l'on observe : les sujets, après avoir résisté plus ou moins longtemps, sont pris de fièvre présentant différents types. Tantôt c'est une fièvre quotidienne, tantôt c'est une fièvre tierce ou quarte, souvent même la régularité n'existe pas. Cette fièvre est ordinairement accompagnée d'un malaise général, de faiblesse ; le teint devient jaune, les urines foncées. Les malades ne se plaignent pas de la rate ; cependant, si on les examine avec soin, le plus souvent on détermine de la douleur à la pression, et constamment on la trouve plus volumineuse qu'à l'état normal. Très-souvent aussi le foie a augmenté de volume. On coupe la fièvre le plus souvent avec du sulfate de quinine, quelquefois avec un autre fébrifuge. La santé paraît revenir, toutes les fonctions semblent se rétablir, la rate elle-même reprend son volume normal, ou au moins diminue ; bon nombre de malades est guéri pour longtemps ; mais le plus souvent, quelle que soit la méthode, quel que soit le médicament employé pour couper la fièvre, quelles que soient les précautions que l'on prenne pour la prévenir, lorsqu'on reste dans une localité où elle sévit, elle revient au bout d'un temps plus ou moins long, quinze jours, un mois, plus ou moins. On la coupe de nouveau, elle revient encore. Beaucoup de malades succombent, non pas souvent à la fièvre, mais à la cachexie paludéenne qui en est la conséquence. Quant aux malades qui peuvent s'éloigner du foyer de l'infection, souvent ils guérissent ; mais ordinairement la fièvre imprime à leur constitution un cachet dont ils se souviennent longtemps. La fièvre alors n'est plus régulière, quelquefois même elle n'existe plus ; mais de temps en temps, il y a du malaise, la peau conserve une teinte jaune, il existe un état de faiblesse générale, l'énergie est considérablement diminuée, les muqueuses sont décolorées. Il survient des hémorrhagies avec facilité, hémorrhagies qu'on a quelquefois beaucoup de peine à arrêter. Les fonctions digestives se font mal. Il y a, en un mot, un état particulier de chloro-anémie très-prononcé. — C'est pour combattre cet état général si fâcheux que les malades sont envoyés à Vichy, et il faut convenir que l'usage de ces eaux minérales a une très-bonne influence et rend de grands services. Tous les médecins sont d'accord là-dessus.

Barthez, dans son *Guide pratique des Malades aux Eaux de Vichy*, s'exprime de la manière suivante :

« La vertu des eaux sur les affections de la rate est
« évidemment la même qu'à l'égard de celles du foie,
« c'est-à-dire fondante, résolutive et reconstitutive par
« excellence, avec cette différence toutefois que les résul-
« tats de guérison, toutes choses égales d'ailleurs, en ce
« qui concerne la rate spécialement, sont moins nombreux
« et plus difficile à obtenir que dans les maladies du foie.
« Mais ce qui nuit surtout à la résolution complète des
« engorgements de la rate, ce sont les retours fréquents
« et plus ou moins prononcés des accès de fièvre. J'ai vu
« des accès faire reparaître, à la fin de la cure, des en-
« gorgements qui avaient été complétement dissipés.
« C'est pourquoi il ne faudra pas craindre d'administrer
« les préparations de quinquina aux fébricitants, en
« même temps que les eaux. »

Et plus loin :

« Ce qu'il y a de remarquable ici, comme dans la plu-
« part des malades qui viennent à Vichy, c'est que l'état

« général s'améliore, encore bien que la rate reste dans
« le même état d'engorgement. »

Ainsi, d'après Barthez, malgré les eaux minérales, la
fièvre persiste et souvent aussi l'engorgement de la rate,
aussi conseille-t-il l'usage du quinquina.

Nous verrons bientôt que l'hydrothérapie fait disparaître en même temps et la fièvre et l'engorgement de la
rate.

Examinons un peu avant ce qu'en dit le docteur Durand-
Fardel :

« Les eaux minérales (1) ne sauraient être précisément
« considérées comme un moyen de traitement de la fièvre
« intermittente elle-même.

« Il peut arriver cependant que certaines eaux miné-
« rales interviennent utilement dans le cours des fièvres
« intermittentes longues et opiniâtres, dans lesquelles on
« a vu le sulfate de quinine perdre successivement de son
« efficacité, n'apportant d'abord que des répits de moins
« en moins prolongés, ou même cessant d'exercer une
« influence sur la maladie. »

Et plus loin :
« Mais c'est surtout contre les conséquences des fièvres
« intermittentes, les engorgements viscéraux du foie, de
« la rate surtout ; c'est contre la cachexie paludéenne
« que les eaux minérales fournissent une médication im-
« portante, on pourrait presque dire une médication in-
« dispensable. Ici, encore, il s'agit moins d'une médication
« spéciale que d'un ensemble de circonstances favorables
« que l'on trouve réunies au plus haut degré près des
« stations thermales appropriées. »

(1) *Traité thérapeutique des Eaux minérales*, par Durand-Fardel,
page 730.

Ainsi, d'après Durand-Fardel, et certainement son autorité est des plus grandes, les eaux de Vichy ne sont pas un traitement de la fièvre intermittente ; il faut toujours recourir aux spécifiques. Les eaux ont, il est vrai, une influence heureuse pour combattre les conséquences de la fièvre, l'engorgement du foie et de la rate, la cachexie paludéenne, en un mot ; mais encore faut-il attribuer aux conditions favorables où se trouvent les malades une bonne part des avantages qu'ils en retirent.

Voyons maintenant l'effet de l'hydrothérapie. Et ici, je ne puis mieux faire que de citer Fleury. Après avoir démontré par un très-grand nombre d'observations des plus intéressantes, l'efficacité des douches froides pour combattre les fièvres intermittentes, il conclut :

« 1° Dans le traitement des fièvres intermittentes non
« pernicieuses, de tous les types, de tous les âges, de
« toutes les origines, la médication hydrothérapique *doit*
« être substituée au quinquina, au sulfate de quinine, à
« l'acide arsénieux, à tous les médicaments dits fébri-
« fuges ;

« La médication hydrothérapique est ici la plus ration-
« nelle et la plus sûre de toutes, parce qu'elle oppose une
« action spéciale, physiologique et constamment efficace
« à chacun des trois ordres de phénomènes qui caracté-
« risent l'intoxication paludéenne, à savoir : les accès
« fébriles, — combattus par l'action perturbatrice et
« antipériodique des douches froides formulées ; les con-
« gestions viscérales, — combattues par l'action révul-
« sive et résolutive des douches froides générales et lo-
« cales ; la cachexie, l'anémie, — combattues par l'action
« tonique et reconstitutive des douches froides géné-
« rales. »

Tous les médecins qui se sont occupés d'hydrothérapie et qui l'ont appliquée d'après la méthode de Fleury, ont pu vérifier ces assertions. Depuis quinze ans, j'ai vu un très-grand nombre de fiévreux, j'ai presque toujours obtenu un bon résultat. Toutefois, je n'ai pas été aussi heureux ou aussi habile que Fleury. J'ai rencontré quelques cas rebelles ; mais il faut bien dire aussi que Fleury a pu continuer ses soins à ses malades pendant plusieurs mois ; tandis qu'à Vichy, quand les malades sont restés en traitement pendant trois semaines, il n'y a plus moyen de les garder. Mais, dans tous les cas, si plusieurs malades n'ont pas été guéris, leur état général a été constamment modifié avantageusement. Il me serait bien facile de publier un très-grand nombre d'observations. Je me contenterai d'en citer deux très-remarquables.

OBSERVATION V. — Un employé du chemin de fer auquel je donnais des soins est pris de fièvre intermittente tierce très-régulière. Je prescris le sulfate de quinine à la dose d'un gramme par jour. La fièvre coupée, revient très-peu de temps après. Le sulfate de quinine est administré de nouveau, en même temps que le quinquina en tisane. La fièvre persiste et peu à peu l'état général s'altère, la peau devient jaune, les chairs flasques, les forces diminuent. La rate, dans son diamètre vertical, mesure 14 centimètres. Je demande à ce malade s'il veut bien consentir à prendre des douches froides, lui assurant qu'elles ne pourraient que lui faire du bien. Il accepte ma proposition avec empressement. La douche est administrée un quart d'heure avant le moment présumé de l'accès. La fièvre a été coupée immédiatement pour ne plus revenir. Trois jours après, le malade se trouvait si bien qu'il se considérait comme guéri. L'appétit, les forces revenaient. Il éprouvait un bien-être qu'il n'avait pas senti depuis longtemps. La rate, examinée de nouveau, mesurait encore 10 centimètres; je l'engageai à continuer le traitement, lui affirmant qu'il n'était pas guéri et que la fièvre reviendrait. Après dix jours de traitement, la rate n'avait plus que 7 centimètres, les forces étaient revenues, le teint était bon, la fièvre n'avait pas pas reparu, il était guéri.

OBSERVATION VI. — M. B...., de Vichy, a une constitution plutôt faible que forte, un tempérament lymphatique. Il a néanmoins toujours joui d'une assez bonne santé et a beaucoup travaillé. Il y a deux ans, il fut atteint d'une fièvre intermittente franche, pour laquelle il dut prendre du sulfate de quinine. La fièvre fut coupée, mais il lui resta des accidents nerveux franchement intermittents. Ces accidents nerveux avaient pour caractère essentiel des pleurs involontaires et une faiblesse extrême des membres inférieurs. Cette faiblesse était telle, que M. B... en était effrayé et redoutait de ne plus pouvoir faire ses affaires. Il existait, en outre, un affaiblissement général considérable.

Le docteur Cornil, son médecin, me demanda si l'hydrothérapie pourrait lui être utile. J'examinai le malade et je constatai, outre l'état général indiqué, une augmentation considérable du volume de la rate, un affaissement extrême, de l'amaigrissement, en un mot, un état cachectique très-prononcé. Je n'hésite pas à promettre un bon résultat.

Le 21 juin 1865, le traitement hydrothérapique est commencé par une douche de quelques secondes. — Huit jours après, le malade se trouvait déjà mieux. Le teint était devenu meilleur, les forces revenaient.

Après trois semaines de traitement, M. B... allait parfaitement bien. La rate était rentrée dans ses limites normales, les accidents nerveux avaient disparu, les forces, le teint étaient revenus. La guérison était complète et elle ne s'est pas démentie depuis.

J'ai eu occasion de soigner un très-grand nombre de malades atteints de fièvres intermittentes contractées en Algérie, en Italie, au Mexique, etc. Presque toujours les malades se sont bien trouvés des douches froides ; mais le peu de temps qu'ils ont demeuré à Vichy ne m'a pas permis de constater si la guérison avait été durable.

CHAPITRE IV

Maladies de l'Utérus.

L'utérus est sujet à une fluxion périodique suivie d'un écoulement sanguin. Lorsque l'écoulement est en rapport avec la fluxion, les choses se passent normalement. Mais il arrive souvent que les époques menstruelles sont précédées, accompagnées ou suivies de divers accidents. Les femmes éprouvent une sensation de poids, de gêne, de tension, de la difficulté pour s'asseoir, pour marcher ; des douleurs dans les reins, une leucorrhée plus ou moins abondante. Quelquefois, il y a des douleurs intolérables, des coliques qui ressemblent aux douleurs de l'accouchement. Très-souvent, dans ces cas-là, l'utérus reste, après les règles, dans un état de congestion qui augmente chaque mois et qui finit par amener un engorgement permanent.

Cet engorgement, par son poids, par la gêne qu'il apporte à la circulation, amène des ulcérations, des déplacements variables.

Une foule de circonstances peuvent produire les engorgements : la grossesse, les accouchements, surtout le défaut de soins après l'accouchement, la constipation, les excès de tout genre.

L'utérus augmente alors considérablement de volume, le col est ordinairement la partie la plus maltraitée. Il se joint à cet engorgement des ulcérations, une sécrétion purulente plus ou moins abondante, et souvent cet état retentit sur tout l'organisme, amène l'affaiblissement général, le trouble des fonctions digestives, et par suite l'amaigrissement. D'autres fois, il produit un ensemble de phénomènes nerveux qui peut aller jusqu'à l'hystérie et que l'on prend souvent pour la maladie principale.

Il y a une vingtaine d'années qu'on s'occupa beaucoup à l'Académie de médecine des engorgements utérins, et après une longue discussion sur cette affection, il n'en résulta à peu près rien pour le traitement. Les émissions sanguines répétées, soit par les sangsues ou autrement, avec le repos sur un plan horizontal, ont été longtemps employées par Lisfranc et ses élèves ; mais aujourd'hui cette méthode est à peu près abandonnée. Elle n'a produit, en effet, que fort peu de résultats. Hervez de Chégoin, et, à son exemple, beaucoup de chirurgiens, ont pratiqué la cautérisation du col utérin. Cette pratique a rendu quelques services et compte un certain nombre de guérisons.

Quand l'engorgement utérin est sous la dépendance d'une affection générale, herpétique ou goutteuse, l'usage des eaux minérales sulfureuses ou alcalines a donné de très-bons résultats. Les bains de piscine de la source de l'*Hôpital* constituent une excellente médication.

Mais le traitement héroïque que tous les médecins au courant de la science conseillent aujourd'hui, c'est l'hydrothérapie.

Il suffit de citer Fleury, qui a obtenu des cures vraiment merveilleuses et que tout le monde peut lire dans son magnifique ouvrage.

Aran, qui s'est beaucoup occupé des maladies des femmes, dit : « que de tous les modificateurs généraux, « celui dont l'action est la plus puissante et la plus effi- « cace dans les maladies utérines, c'est bien certainement « le froid et principalement les douches froides, intro- « duites, il y a quelques années, dans le traitement de ces « affections, par le docteur Fleury. »

Il ajoute : « que l'administration des douches ne doit « pas être abandonnée à des mains inexpérimentées ou « mercenaires, et qu'elle exige de toute nécessité l'inter- « vention du médecin. »

Le docteur Tripier, médecin distingué des hôpitaux de Paris, dans un article publié par la *Tribune médicale*, s'exprime de la manière suivante :

« La SEULE pratique qui, jusqu'ici, ait donné des résul- « tats avantageux dans le traitement des *engorgements* « *utérins, est l'hydrothérapie*. Douches périnéales, dou- « ches utérines, douches rectales combinées avec la dou- « che en pluie, cette dernière étant appelée à remplir des « indications générales que, quelque désir qu'on ait à « localiser le traitement, il est difficile de négliger. »

Dans le *Traité de Pathologie élémentaire* de Monne- ret, on lit, à propos de l'hypertrophie simple de l'utérus, « que par dessus tous les moyens que l'on peut opposer à « cette maladie, se place l'*hydrothérapie* qui compte de « nombreux succès. » (Tome II, page 162.)

Et le docteur Courty, de Montpellier, qui s'est attiré, dans ce genre d'affection, une célébrité méritée, a écrit :

« Il ne faut demander à l'hydrothérapie que ce qu'elle « peut donner, et c'est beaucoup, c'est même tant, que, « sans elle, il me paraît difficile de mener à bonne fin la « cure de la majorité des maladies utérines. Malheureuse- « ment on l'emploie souvent à l'aveugle. »

Ces citations, par l'autorité de leurs auteurs, démontrent surabondamment la valeur de l'eau froide dans le traitement des affections utérines. Les résultats que j'ai obtenus à Vichy viennent pleinement confirmer les assertions précédentes.

En voici deux exemples bien remarquables :

OBSERVATION VII. — Madame S... a 23 ans. Mariée depuis quatre ans, elle n'a pas eu d'enfant. Régulièrement réglée, elle souffre beaucoup avant et après les règles. Leucorrhée très-abondante. Des injections astringentes n'ont amené aucun résultat. Elle se plaint habituellement de douleurs dans la région des reins, dans les cuisses, surtout lorsqu'elle marche un peu.

Le toucher fait reconnaitre une augmentation en poids et en volume de l'utérus. Au spéculum, on constate que le col est beaucoup plus volumineux que d'habitude, rouge et ulcéré. A quatre reprises différentes, l'ulcération a été cautérisée avec le nitrate d'argent. Le traitement hydrothérapique est suivi régulièrement pendant un mois. Ce traitement a suffi pour amener un changement très-heureux. La marche est devenue plus facile, les douleurs ont complétement disparu, ainsi que la leucorrhée, l'ulcération s'est cicatrisée et le col a repris son volume normal : Madame S.. va très-bien.

Neuf mois après, je recevais une lettre de faire part m'annonçant qu'elle était accouchée d'une petite fille.

Quelque temps après, j'eus l'occasion de revoir le mari de cette dame, qui m'adressa les plus vifs remercîments du résultat que nous avions obtenu.

OBSERVATION VIII. — En 1868, au mois d'août, Madame M..., de Saint-Pourçain, vint me consulter. Agée de 40 ans, elle avait le teint jaune, elle était amaigrie. Avec un air malheureux, elle me raconta qu'elle avait perdu son seul enfant, et que depuis cette époque, elle était souffrante. Elle accusait une douleur sourde dans le bas-ventre, amenant, par la marche, des envies fréquentes d'uriner et des pertes blanches très-abondantes. De plus, son mari, qui désirait beaucoup avoir un enfant, s'en prenait à elle de n'en pas avoir, et sans la maltraiter précisément, ne la rendait pas heureuse.

Je constatai une augmentation considérable du volume de l'utérus, mais surtout du col, avec une ulcération large comme une pièce de deux francs. Il y avait, de plus, une anteversion très-prononcée.

Soumise au traitement hydrothérapique pendant un mois, en même temps qu'à la cautérisation, tous les accidents disparurent; et j'appris, l'année suivante, qu'elle était accouchée heureusement et que la paix était revenue dans le ménage.

Je n'ai pas obtenu constamment de si brillants succès, ce serait trop beau. Mais il faut bien dire aussi que beaucoup de femmes malades depuis un très-grand nombre d'années, ne donnent pas le temps nécessaire pour obtenir une guérison complète.

Toutefois, il n'en reste pas moins acquis que l'hydrothérapie, combinée avec l'usage des eaux de Vichy, est le traitement le plus efficace que l'on ait à opposer aux maladies chroniques de l'utérus.

CHAPITRE V

Diabète.

Le diabète ou glycosurie est une maladie caractérisée, comme chacun le sait, par la présence du sucre dans les urines et une sécrétion de ce liquide ordinairement plus abondante qu'à l'état normal.

Cette maladie, quoique connue depuis les temps les plus reculés, puisque Gallien en parle, n'a réellement été bien étudiée que depuis un petit nombre d'années. Quelques auteurs, comme Royer, ont placé son siége dans les reins, d'autres dans le foie. Les expériences de Claude Bernard sont venues prouver qu'une lésion du cerveau, et par suite, un simple trouble nerveux pouvait amener immédiatement le diabète.

La cause la plus fréquente du diabète est certainement la goutte; et comme l'a dit Marchal de Calvi : « Le dia- « bète, en sa forme commune, n'est autre chose que la « goutte dans le sang. »

Depuis quinze ans que je suis à Vichy, j'ai eu occasion de voir un grand nombre de diabétiques, et tous, ou presque tous, avaient eu des manifestations de la goutte, ou appartenaient à des familles de goutteux.

OBSERVATION IX. — J'ai donné des soins à un entrepreneur de Paris pour des coliques hépatiques et pour des coliques néphrétiques. Sur la prescription de son médecin, il se mit à un régime végétal et cessa l'usage de la viande. Immédiatement il fut pris de diabète. Pour guérir le diabète, il dut revenir au régime animal. Le diabète disparut, mais pour faire place à des coliques néphrétiques, qui furent suivies d'expulsion de gravier ; et, suivant qu'il change de régime, ce malade se trouve atteint ou de diabète, ou de coliques hépatiques ou néphrétiques.

Je ne veux pas étudier ici le mécanisme par lequel se produit le sucre dans l'urine. Cette étude chimique, qui a été faite d'une manière si savante par les professeurs Mialhe et Bouchardat, n'a pas une grande utilité pratique. Mais quel que soit ce mécanisme, quelle que soit la cause du diabète, il se manifeste par une soif plus ou moins vive, une augmentation ou une perturbation de l'appétit, une sécrétion plus abondante d'urine. Puis il survient des troubles des fonctions digestives, un affaiblissement musculaire général, de l'amaigrissement ; souvent les fonctions de la peau sont troublées. Elle devient sèche, rugueuse, les malades ne transpirent plus, et si une médication appropriée n'est pas employée, les malades tombent dans un véritable état de cachexie. Alors, il survient, le plus souvent, sous l'influence du diabète, une maladie qui emporte le malade, la pneumonie, par exemple, la phthisie, la gangrène, etc.

Comme on le voit, le diabète est une maladie grave. Il est donc utile de faire suivre aux malades qui en sont atteints un traitement sérieux.

Le traitement du diabète a été déduit des idées qu'on s'est faites de son mode d'évolution. Ainsi, il y a des médecins qui se sont dit : Il doit y avoir, dans l'économie, une certaine quantité de sucre, le diabète laisse échapper par les urines du sucre qui devrait rester dans le sang, il est tout naturel de remplacer ce sucre à mesure qu'il est éliminé, et comme conséquence logique, les malades ont été gorgés de sucre et de substances pouvant en produire. Je ne sais pas quels ont été les résultats obtenus, mais il est à supposer qu'ils n'ont pas été favorables, puisque cette médication a été complétement abandonnée.

Le traitement qui paraît avoir donné les meilleurs résultats et qui est généralement adopté, est celui qui a été préconisé par les professeurs Mialhe et Bouchardat. Sans adopter précisément les explications chimiques toutes différentes qui ont été données par ces deux savants, les praticiens ont reconnu, en somme, que le traitement par les alcalins et le régime tonique, en évitant les féculents, était celui qui devait être adopté. En conséquence, l'eau de Vichy a été conseillée aux diabétiques, et, il faut le dire bien haut, c'est le remède des diabétiques. Généralement, sous l'influence de l'eau de Vichy et du régime, l'état général des diabétiques s'améliore et devient tout à fait bon, à mesure que le sucre diminue et disparaît des urines ; et, s'il m'est permis d'en donner une explication, voici celle que je propose, sous toutes réserves : Les eaux de Vichy constituent le remède héroïque de la goutte, le diabète est une manifestation de la goutte, et c'est pour cette raison qu'il est généralement modifié avantageusement par les eaux de Vichy. J'ignore le mécanisme par lequel elle agit, mais l'expérience est faite. Les eaux de Vichy devront donc constituer la base du traitement des diabétiques. Toutefois, cela ne suffit pas, il faut encore un régime convenable, se composant surtout de viande, de poisson, de légumes frais, de fruits acides, de bon vin, de café, d'eau-de-vie, d'une manière modérée. Il faudra surtout avoir soin d'éviter tous les féculents :

pain, légumes, farineux, riz, macaroni, etc. De plus, il faudra relever les forces par tous les moyens possibles, rappeler les fonctions de la peau, et pour cela faire prendre de l'exercice en plein air, proportionnellement aux forces des malades. Pour remplir ces indications, les bains de mer très-courts, de manière à obtenir une réaction vive, l'hydrothérapie surtout, seront de puissants adjuvants.

OBSERVATION X. — Depuis douze ans, je donne des soins à un diabétique qui me fut adressé par Mancel. Il vient à Vichy deux fois par an, au mois de mai et au mois de septembre. En même temps que la médication thermale, il suit très-régulièrement un traitement hydrothérapique. En quittant Vichy, il va aux bains de mer. Il se prive de toutes les substances qui peuvent produire du sucre ; il prend beaucoup d'exercice à pied, et quoiqu'il ait plus de soixante-douze ans, grâce à ce régime, il jouit de tous les avantages d'une excellente santé.

Ce fait suffit pour faire ressortir l'influence de l'eau de Vichy associée à l'hydrothérapie.

Lorsque la faiblesse est très-grande, quand la peau fonctionne mal, quand la circulation capillaire est ralentie, au commencement, en un mot, de la cachexie diabétique, l'hydrothérapie trouve son application parfaitement indiquée. Constamment, sous l'influence des douches froides bien administrées, j'ai vu les forces des malades se relever, la circulation capillaire se réveiller, les forces génitales même revenir, lorsque les malades les croyaient perdues.

OBSERVATION XI. — M. G...; âgé de 24 ans, d'une bonne constitution, a fait, en qualité de mobile, la campagne d'Afrique en 1871. Ce jeune homme n'avait jamais été malade. A son retour, il fut pris de soif incessante, et dans l'espace de quelques mois, sous l'influence d'un régime qui ne lui convenait pas, il tomba dans l'état suivant : affaiblissement sensible, maigreur considérable, sécheresse de la peau. L'urine contient 75 grammes de sucre par litre.

Soumis à l'usage des eaux et des bains de Vichy, en même temps qu'à un régime plus convenable, il éprouva un peu d'amélioration. Le traitement thermal avait eu incontestablement une action favorable, mais l'état de ce jeune homme laissait encore beaucoup à désirer ; la soif était encore presque aussi vive, l'amaigrissement considérable, les forces ne revenaient pas vite. Un oncle, qui s'intéressait beaucoup à lui, me demanda si les douches froides lui feraient du bien. Je l'engageai à essayer, lui assurant qu'il ne s'en trouverait pas mal. Le traitement fut suivi pendant un mois, en même temps que l'eau de Vichy était continuée en boisson. Immédiatement, l'amélioration marcha rapidement, la soif commença par diminuer et finit par disparaître, les forces revinrent, en même temps que l'embonpoint, et malgré un régime qui laisse à désirer, ce jeune homme s'est maintenu depuis deux ans dans un état de santé très-satisfaisant.

On peut voir, par cette observation, quels services l'hydrothérapie peut rendre aux diabétiques.

Voici un autre cas également bien curieux :

OBSERVATION XII. — M. P..., âgé de 45 ans, d'une bonne constitution, a éprouvé, depuis 1865, une soif vive, à la suite de laquelle il est survenu de l'amaigrissement en même temps que de la faiblesse. Les urines, très-abondantes, furent examinées, on y trouva du glycose. De temps en temps, ce malade a bu de l'eau de Vichy et a suivi un régime peu sévère.

En 1872, le 20 juin, l'urine pèse 1033. (La densité moyenne de l'urine, à l'état de santé, est de 1016 à 1024.) Elle contient 30 grammes de sucre par litre. Le malade commence une cure à l'eau et aux bains de Vichy.

Le 30 juin, l'urine pèse 1036 et contient 35 grammes de sucre. (Ce fait est vraiment extraordinaire, presque toujours, sous l'influence du traitement thermal de Vichy, l'urine diminue de densité, et la quantité de sucre diminue également.)

Le 6 juillet, l'urine pèse 1032 et contient 22 grammes de sucre.

Le 11 juillet, même état.

En 1873, l'état général s'est maintenu assez bon.

Le 12 juin, l'urine pèse 1032 grammes et contient 33 grammes de sucre par litre.

Le 18 juin, l'urine pèse 1035 et contient toujours 33 grammes de sucre, le malade buvant de l'eau et prenant des bains de Vichy.

Le 21, le traitement hydrothérapique est associé au traitement thermal.

Le 4 juillet, l'urine ne pèse plus que 1026 et ne contient plus que 11 grammes de sucre par litre.

Ainsi, pendant que le traitement de Vichy seul et le régime n'ont, pour ainsi dire, pas amené de résultat, ou même auraient amené une aggravation de l'état du malade, l'hydrothérapie, associée à ce traitement thermal, a amené de suite une amélioration notable. Le docteur Durand-Fardel n'avait-il pas raison de dire : « Je suis con- « vaincu que l'hydrothérapie n'a pas encore pris, dans le « traitement du diabète, la place qu'elle mérite. »

CHAPITRE VI

La Goutte.

On pourrait définir la goutte comme une maladie qui se traite avantageusement par les eaux de Vichy. La définition n'est peut-être pas très-rigoureuse, et, comme dirait un professeur de philosophie, elle ne renferme pas tout le défini et le seul défini. En effet, la goutte n'est pas la seule maladie du ressort des eaux de Vichy, et tous les goutteux ne se trouvent pas bien de leurs usages, mais toutes les règles ont des exceptions. Or, il est bien certain que, de toutes les médications employées contre la goutte, c'est l'eau de Vichy qui est la plus efficace et qu'elle n'a de rivale nulle part ; et c'est certainement à cette propriété merveilleuse que Vichy doit sa réputation.

La goutte est une diathèse ou une prédisposition maladive qui se manifeste d'une foule de manières. Je me rappelle toujours que Trousseau, dans son cours, disait que souvent la migraine, les coliques hépatiques, les coliques néphrétiques étaient des manifestations de la goutte. Eh bien, les médecins qui exercent à Vichy peuvent se rendre compte de l'exactitude de ces assertions. Chaque jour on trouve, à Vichy, des malades qui ont la goutte et qui ne s'en doutent pas. Presque tous les diabétiques sont goutteux ; beaucoup de dyspeptiques et de gastralgiques sont goutteux. Les malades atteints de coliques hépatiques, de coliques néphrétiques sont généralement goutteux, sans compter ceux qui sont pris par les articulations et qui se croient ordinairement rhumatisants.

OBSERVATION XIII.— Un de mes amis, grand chasseur, était toujours resté d'une maigreur extrême. Il n'avait jamais eu beaucoup d'appétit et il ne se mettait à table qu'avec dégoût, quoiqu'il prit habituellement beaucoup d'exercice. Il avait, en un mot, de la dyspepsie. Un beau jour, il est pris d'un accès de goutte au pied. A partir de ce moment, l'appétit vient, il mange avec plaisir, les digestions se font bien, il engraisse, mais l'accès de goutte reparaît une ou deux fois par an.

OBSERVATION XIV. — Depuis plus de six ans, je donne des soins à un conducteur du chemin de fer qui a eu d'abord de la dyspepsie. Il est pris d'un accès de goutte, et, comme dans le cas précédent, la dyspepsie disparaît, les digestions se font bien, il engraisse, mais les accès de goutte reviennent tous les mois ou tous les deux mois. Tout à coup, il est pris de coliques néphrétiques affreuses. Il n'a plus d'accès de goutte, mais les coliques reviennent trois ou quatre fois par an et sont suivies d'un ou de plusieurs graviers d'acide urique.

OBSERVATION XV. — Je connais tout particulièrement une dame qui, étant encore jeune, avait, à la moindre occasion, de l'acide urique en excès dans ses urines. A l'âge de 22 ou 23 ans, elle est prise d'accès de goutte aux doigts, aux pieds, à un genou. Ces accès, qui ont laissé des traces manifestes, ont disparu, et ont été remplacés par des accès violents de gastralgie, qui reviennent cinq ou six fois par an. Les accès de gastralgie sont quelquefois remplacés par une migraine atroce. C'est toujours la goutte.

Chez tous ces malades, un des phénomènes les plus constants, et qui manque rarement, c'est l'acide urique en excès dans les urines. Et quand, à la suite de fatigues, de veilles prolongées, de malaise quelconque, une personne voit ses urines se troubler, devenir rouges, et laisser, par le repos, déposer soit du sable, soit un sédiment couleur de brique, on peut affirmer, sans crainte de se tromper, que cette personne est atteinte de la diathèse goutteuse, diathèse qui peut bien ne pas se manifester d'une manière violente, mais qui, presque toujours, revêt une des formes que j'ai indiquées.

Ainsi que je l'ai dit au commencement de ce chapitre, le traitement classique de la goutte consiste dans l'usage des eaux de Vichy. Tout le monde connaît les résultats merveilleux obtenus au moyen de ces eaux thermales dans le diabète, qui n'est autre chose que la manifestation de la goutte dans le sang, et si c'est dans cette forme que se manifeste le plus évidemment et le plus promptement l'action de l'eau de Vichy, c'est que celle-ci est immédiatement mise en rapport avec le siége du mal. En effet, à peine a-t-on bu de l'eau de Vichy qu'elle est absorbée par l'estomac et mêlée au sang, aussi son action se fait-elle sentir de suite.

Les diabétiques, en effet, éprouvent immédiatement le bienfait des eaux de Vichy; tandis que dans les autres manifestations, il n'en n'est pas tout à fait de même généralement.

Dans le cas de gravelle urique, l'action de l'eau de Vichy, quoique moins prompte que dans le diabète, n'est pas longue à se produire, par la raison encore que l'eau de Vichy, qui s'est mêlée au sang, a une action très-rapprochée sur les reins.

Lorsqu'il s'agit, au contraire, de la goutte articulaire, l'action, quoique aussi sûre, est plus lente. L'eau minérale ne fait pas disparaître aussi vite les manifestations de la goutte ; mais elle les arrête, ou plutôt, prévient les rechutes, et, dans tous les cas cas, met l'organisme dans des conditions plus favorables pour que les accidents ne reviennent plus ou reviennent avec moins d'intensité.

Je ne crois pas que l'hydrothérapie ait une action directe sur la diathèse goutteuse à la manière de l'eau de Vichy ; mais quand, par suite des accidents de la goutte. la constitution a été affaiblie, l'hydrothérapie est toute-puissante pour ramener les forces, reconstituer l'organisme, régulariser toutes les fonctions. On voit, sous l'influence des douches froides, des malades qui étaient tombés dans le marasme et qui ne pouvaient plus marcher, revenir à la vie et jouir d'une bonne santé.

Observation XVI. — M. de P... appartient à une famille de goutteux, il a eu lui-même la goutte de bonne heure et est tombé, à la suite, dans un état de maigreur et de faiblesse extrêmes. De tous les moyens qu'il a employés, ce qui lui a le mieux réussi, c'est l'hydrothérapie faite pendant longtemps sous la direction de Fleury : mais les accidents sont revenus, et, à la suite, la constitution toute entière s'est altérée.

Le 27 mai 1870, M. de P... vient à Vichy dans l'état suivant : faiblesse extrême, amaigrissement considérable, décoloration des muqueuses, pâleur très-grande des téguments ; en un mot, appauvrissement notable du sang. Les articulations des pieds et des genoux sont gonflées, douloureuses, d'une raideur telle que la marche est très-difficile. M. de P... a beaucoup de peine pour monter et descendre les escaliers. Il est obligé de s'appuyer à la rampe et de porter toujours le même pied en avant.

Le traitement hydrothérapique est suivi très-régulièrement pendant deux mois, et le 27 juillet, M. de P... est transformé. Les forces sont revenues, M. de P... a engraissé, la peau et les muqueuses ont pris de la couleur. L'état général est très-satisfaisant. Les articulations ont gagné énormément, le gonflement a disparu, la souplesse est revenue, M. de P... peut monter et descendre les escaliers à peu près comme tout le monde.

L'action reconstituante de l'hydrothérapie est ici évidente, et nulle autre médication ne pouvait la remplacer. Déjà bien des fois, j'ai eu l'occasion d'observer des faits semblables, et les résultats seraient généralement bien plus complets, si les malades voulaient consentir à suivre le traitement pendant un temps suffisamment long.

CHAPITRE VII

Chloro-Anémie.

La chloro-anémie est un état général dans lequel le sang est plus ou moins altéré. Cette altération est très-souvent liée à une maladie chronique, et, de tous les malades qui viennent à Vichy, si l'on en excepte un très-petit nombre, comme quelques goutteux, chez lesquels la nutrition est active, on peut dire d'une manière générale qu'ils sont anémiques. Cependant la chloro-anémie peut exister sans complication.

On observe alors les symptômes suivants : faiblesse générale marquée, le moindre exercice devient fatigant. Les chairs sont molles et flasques. La peau est générale-ment pâle et présente souvent un aspect terreux, plus ou moins prononcé ; les muqueuses sont décolorées, les gen-cives souvent saignantes. L'appétit est variable, tantôt il est conservé, tantôt il est perdu. D'autres fois, chez les femmes surtout, il est capricieux, le goût est dépravé. La digestion se fait généralement mal, souvent il y a de la constipation qui alterne avec la diarrhée. Les malades se réchauffent difficilement, la circulation paraît lente, si on examine le cœur, presque toujours on trouve les bat-tements faibles et du souffle au premier bruit. Le sthétos-cope, appliqué sur la région du cou, fait entendre un bruit de souffle caractéristique. Le sommeil est quelquefois très-lourd et très-profond, les malades ne sont bien que couchés. D'autres fois, au contraire, il est très-irrégulier, l'agitation est extrême, les malades sont harassés et ne peuvent pas dormir. L'intelligence est paresseuse, le travail de tête devient impossible ; toute l'économie est plongée dans un état de langueur extrême.

Cet état général est presque toujours lié à une des affections que l'on rencontre à Vichy, aux affections de l'estomac, aux congestions du foie, de la rate, de l'utérus, au diabète. Eh bien, c'est de cet état général que l'hydrothérapie obtient tout d'abord un amendement marqué. En effet, après quinze ou vingt jours d'un traitement suivi régulièrement, on observe constamment les modifications suivantes :

Les malades accusent une reprise ou une augmentation des forces. Ils font des promenades qu'ils ne pouvaient pas faire avant, et ces promenades deviennent chaque jour de plus en plus longues et plus faciles ; les chairs deviennent plus fermes, la peau plus fraîche et plus rosée, phénomène qui ne manque presque jamais. L'appétit est généralement augmenté, les digestions sont beaucoup plus faciles, le froid devient moins sensible. Le sommeil est plus réparateur. Il n'y a plus de fatigue au réveil comme auparavant. Le travail intellectuel devient plus facile. La lecture, qui souvent n'était plus possible, est reprise avec plaisir. La tristesse est remplacée par des idées plus gaies. En un mot, les malades accusent un bien-être général prononcé qu'ils n'avaient pas éprouvé depuis longtemps.

Tel est le résultat ordinaire de l'hydrothérapie dans les cas de chloro-anémie, qui guérit bien plus sûrement de cette façon que par toutes les drogues des pharmaciens.

CHAPITRE VIII

Mode d'action.
Mode d'administration. — Durée du Traitement.

La manière d'agir de l'eau froide varie suivant son administration. Toutefois, on peut diviser en deux grandes classes son mode d'action :

1° Action réfrigérante ;

2° Action excitante.

L'action réfrigérante de l'eau froide qui peut donner lieu à l'effet sédatif, antiphlogistique, astringent, est mise en usage, chaque jour, avec le plus grand succès dans toutes les inflammations où il est possible de l'appliquer.

Il n'y a pas, en effet, de meilleur moyen pour combattre la méningite, les brûlures, les plaies contuses, les entorses, les arthrites, les affections inflammatoires des yeux, surtout les inflammations traumatiques, qui sont la conséquence d'opérations chirurgicales. Tous les chirurgiens connaissent et apprécient ce mode d'action. Pendant la guerre de 1870, l'ambulance américaine, qui a appliqué uniquement l'eau froide à toutes les plaies par arme à feu, a obtenu les plus brillants résultats. C'est uniquement par sa basse température et longtemps continuée que l'eau agit dans cette circonstance.

Mais l'hydrothérapie, proprement dite, a spécialement pour objet l'action excitante de l'eau froide. Sa manière d'agir ici est toute différente. Par son action prompte et rapide, elle détermine un abaissement de température qui est suivi immédiatement d'un effet opposé, connu sous le nom de *réaction*. C'est cette réaction qu'il faut obtenir dans de justes limites et bien diriger pour arriver au but qu'on se propose. Au moyen de cette réaction, en attirant vivement le sang à la peau, en activant la circulation des vaisseaux capillaires, on arrive à une révulsion générale, et on s'explique la résolution des engorgements. En effet, le sang étant attiré vivement à la peau est obligé d'abandonner les organes où il s'était porté ; et, en même temps que le sang reprend son cours naturel, il reprend aussi les qualités nécessaires pour une bonne nutrition, ce qui produit l'action reconstitutive. La douche à percussion a encore un effet spécial ; c'est, en même temps que le sang est appelé à la peau, de le chasser directement de l'organe engorgé, et l'expérience prouve son efficacité de la manière la plus évidente. Enfin, l'eau froide a, en général, une action sédative très-avantageuse sur le système nerveux; c'est ce qui rend si bien compte du bien-être qu'éprouvent les malades après chaque application hydrothérapique.

L'effet de l'hydrothérapie n'attend pas pour se faire sentir, comme il arrive souvent pour le traitement par les eaux minérales, un ou plusieurs mois après la cure. Cet effet se produit habituellement pendant le traitement, Quelquefois, dès les premières applications, les malades éprouvent une amélioration qui va en augmentant jusqu'à la guérison complète. D'autres fois, il faut longtemps pour habituer les malades. Ce n'est qu'après plusieurs jours et même plusieurs semaines que l'eau froide est bien supportée et commence à agir efficacement.

Il arrive assez fréquemment que l'amélioration qui s'était montrée au début s'arrête subitement. Les malades restent pendant quelque temps dans un état stationnaire, puis ils voient l'amélioration reparaître pour marcher avec rapidité.

Il n'est pas rare de voir au début du traitement de la fatigue, une véritable courbature qui se dissipe bien vite.

Beaucoup de malades se font un monstre de l'hydrothérapie et la redoutent d'une manière extraordinaire. Les uns ne peuvent pas comprendre, quand on a bien chaud, quand la sueur coule sur tout le corps, qu'en se mettant immédiatement sous l'eau froide, on ne soit pas pris de rhumatisme, de fluxion de poitrine, etc. D'autres, redoutent surtout la sensation désagréable que fait éprouver le traitement. Ils disent qu'ils n'auront jamais la force de le supporter. Eh bien, qu'ils se rassurent, dans les établissements bien dirigés, les accidents sont inconnus, et pour peu qu'on y veuille mettre de bonne volonté, on s'habitue facilement, quelque faible que l'on soit. Il est même à remarquer que ce sont les personnes les plus faibles, les femmes surtout, qui s'habituent le plus vite aux applications froides et qui s'en trouvent le mieux.

Mais pour obtenir ces résultats, pour éviter tous les accidents, pour tirer de l'hydrothérapie tous les fruits qu'on en peut tirer, il faut de la part du médecin une surveillance constante. L'hydrothérapie est une arme à deux tranchants dont il faut savoir se servir habilement, si l'on ne veut pas avoir de mécompte. Aussi, me suis-je imposé l'obligation de diriger moi-même le traitement toutes les fois que les malades y consentent. Pour les hommes, il n'y a pas d'inconvénient. Mais il n'en n'est pas de même pour les femmes. Beaucoup ne veulent pas se laisser doucher par le médecin.

Examinons sérieusement cette question et voyons ce qu'en disent les médecins qui se sont occupés d'hydrothérapie.

Shedel a dit quelque part : « L'application des procédés « hydrothérapiques doit se faire avec une extrême pré- « cision et une grande exactitude ; or, à quelles mains « en confier l'exécution? Le médecin ne doit pas se « contenter de prescrire, il doit agir. »

Le docteur Peter, médecin distingué des hôpitaux de Paris, dans une leçon sur le rhumatisme, après avoir employé quelques lotions froides, prescrit des bains sulfureux et s'exprime ainsi :

« Si je prescris les bains de Barèges au lieu de douches « froides qui seraient si bien indiquées, c'est que l'hydro- « thérapie est en général très-mal appliquée dans les hôpi- « taux, et que, pour cette rhumatisante, je redouterais « l'effet d'une douche malencontreusement prolongée. »

Voilà donc un médecin des plus autorisés qui vient dire que, même dans les hôpitaux de Paris, où l'on a accumulé tout ce qui peut être utile aux malades, où l'on a à sa disposition un personnel nombreux, intelligent, instruit et dévoué, l'hydrothérapie peut être mal appliquée, et après cela, on irait se confier à une doucheuse qui n'a aucune notion scientifique.

Fleury, qui a traité en maître tout ce qui se rattache à l'hydrothérapie, s'exprime de la manière suivante :

« L'application des procédés hydrothérapiques exige « non-seulement une direction médicale de tous les ins- « tants, mais encore l'intervention d'un médecin instruit, « intelligent, attentif et consciencieux. N'est-il pas évi- « dent, dit-il, que l'hydrothérapie restera souvent ineffi- « cace, qu'elle sera souvent compromise par des insuccès,

« des accidents, des revers, si dans les établissements
« hydrothérapiques, si dans les hôpitaux, l'administration
« des douches est abandonnée aux connaissances scienti-
« fiques, à l'intelligence, aux soins et à la conscience des
« infirmiers.

« Ce qui manque à l'hydrothérapie, c'est un personnel
« instruit et expérimenté. Est-ce une baigneuse qu'on
« chargera de doucher le foie, la rate, un muscle, une
« articulation profondément altérée par une tumeur
« blanche, rendue immobile par une ankylose? Est-ce une
« baigneuse qui pourra administrer des douches pendant
« l'époque menstruelle, des douches à combattre ou à pré-
« venir une métrorrhagie ? »

Et, se conformant à ses principes, Fleury, tant qu'il a
vécu, a voulu administrer les douches à toutes ses malades.

Cependant il est certaines personnes auxquelles les
douches froides peuvent être administrées sans danger par
une doucheuse, à la condition que cette doucheuse soit
intelligente, expérimentée et qu'elle ait appris à remplir
avec exactitude les indications qui lui sont données par
le médecin. Il en est ainsi pour les femmes dont l'état général est relativement bon, bien qu'elles soient chloroti-
ques, anémiques, gastralgiques, névropathiques, etc. C'est
conformément à ces principes, qui avaient été admis,
même par Fleury, et pour respecter la liberté de chacun,
que j'ai consenti à confier à une baigneuse, qui est extrêmement intelligente, très-soigneuse, très-expérimentée,
le soin de doucher les malades qui se refusent à subir
mon intervention directe. Certainement, beaucoup de
malades traitées ainsi ont obtenu de bons résultats ; mais
combien aussi n'ont pas retiré les bons effets qu'elles auraient pu obtenir si elles avaient consenti à se laisser
doucher par moi.

Parmi les nombreux exemples que je pourrais citer, j'en choisis deux qui sont frappants :

OBSERVATION XVII. — Une jeune dame de Riom, atteinte de métrorrhagie que rien n'avait pu arrêter, me fut adressée par le docteur Bourgade, de Clermont.

M. Bourgade, qui accompagnait sa malade, me prévint qu'elle ne voulait pas se laisser doucher par moi. Je donnai les instructions les plus précises à la baigneuse et le traitement fut commencé. Au bout de huit jours, il n'y avait pas le moindre changement. Heureusement, cette jeune dame était avec une tante qui lui portait le plus grand intérêt. Cette tante vint, toute désolée, me raconter que sa nièce allait de plus en plus mal, et que bientôt les forces lui manqueraient pour continuer le traitement. J'engageai la tante à décider sa nièce à me laisser lui appliquer moi-même le traitement. Celle-ci finit par y consentir. Dès la première douche, l'hémorrhagie fut diminuée et la malade se sentit mieux. Huit jours après, le sang était complétement arrêté. Les forces revinrent promptement. Un mois plus tard, la menstruation avait lieu comme d'habitude, et enfin, au bout de quelques mois, cette jeune dame devenait enceinte.

OBSERVATION XVIII. — Madame D... me fut conduite par Mancel, pour la même affection, et ce regretté confrère me dit : « *Elle aimerait mieux mourir que de se faire doucher par vous.* »

Elle avait employé l'ergot de seigle, le ratanhia, le perchlorure de fer, mais la métrorrhagie persistait. Je fis, devant Mancel, les recommandations les plus grandes à la baigneuse, et, comme dans le cas précédent, au bout de dix jours nous n'avions rien obtenu. Madame D..., qui n'aimait pas mieux mourir que de se faire doucher par moi, vint me demander si je voulais bien diriger moi-même son traitement. Je ne pouvais pas m'y refuser, et, comme dans le cas précédent, le mieux se fit sentir immédiatement. Après un mois de traitement, tous les accidents avaient disparu. Mancel était on ne peut plus étonné d'un pareil résultat. « C'est à crier par dessus les toits, » me disait-il. Ce sont ses propres expressions.

Je ne citerai pas d'autre exemple. Rien ne me serait plus facile que de les multiplier. Ces deux cas, qui ont eu des médecins pour témoins, sont assez frappants et les résultats assez évidents.

Quand il s'agit d'une congestion du foie ou de la rate, ou d'une autre affection, les mêmes résultats se produisent. Seulement, comme le résultat n'est pas aussi facile à constater, les malades qui ne suivent pas un traitement convenable ne guérissent pas, et proclament ensuite que l'hydrothérapie est impuissante.

Pour les raisons que j'ai exposées plus haut, voici ma ligne de conduite : je laisse les malades libres soit de se confier à la baigneuse, à laquelle les recommandations les plus sévères sont faites pour ne pas donner des douches trop longues, car c'est ce qu'il y a de plus à craindre ; soit de se confier à mes soins, ce qui vaut beaucoup mieux.

On pourrait croire dans le monde que c'est la pudeur qui empêche les femmes de se faire doucher par le médecin. Eh bien, voici ce qu'une expérience de quinze ans m'a appris : Les femmes qui ne veulent pas se laisser doucher par le médecin peuvent se diviser en trois catégories :

1° La première catégorie comprend les coquettes. Les unes sont trop grasses, les autres sont trop maigres. Je ne puis m'empêcher d'en citer une qui ne voulut pas que je la douche, mais qui traversant en peignoir la salle où je me tenais pour aller au bain de siége, ne manquait jamais en passant d'ouvrir largement son peignoir, pour me faire admirer probablement la beauté de ses formes antérieures, tandis qu'elle cachait très-soigneusement une certaine difformité qu'elle portait à la partie postérieure ;

2° La deuxième catégorie se compose des femmes qui veulent faire parade d'une vertu qu'elles n'ont pas. Je me rappelle toujours une jeune femme qui voulut se faire doucher par la baigneuse et qui se fit mettre à la porte de plusieurs hôtels par sa conduite plus que légère ;

3° Enfin, la troisième catégorie, la plus nombreuse, est celle des femmes qui ne comprennent pas l'intérêt qu'elles ont à se confier aux soins éclairés du médecin. C'est, chez elles, l'intelligence qui fait défaut. Elles sont ordinairement entêtées, revêches, ne raisonnent pas et ne font généralement pas le bonheur de ceux qui les entourent.

Les femmes intelligentes, d'une bonne nature, préfèrent se confier au médecin. Celles qui ont le plus de savoir-vivre, qui sont généralement aimées et estimées, comprennent facilement tout l'intérêt qu'elles y trouvent. Il faut bien dire aussi que tout se passe de la manière la plus décente et la plus convenable. Ce n'est que quand la malade est sous la douche qu'on enlève son peignoir ; et la présence de la baigneuse, d'une amie, d'une parente suffit pour sauvegarder toutes les exigences de la pudeur.

Pourquoi, me dit-on, la baigneuse n'administrerait-elle pas les douches ? Ce n'est pas bien difficile. Et mon Dieu, non, ce n'est pas plus difficile que de faire un tableau, et cependant, si vous allez vous faire peindre, il ne vous viendra jamais à l'esprit de dire au peintre : « Faites-moi donc faire mon portrait par votre cuisinière. » Un malade a une cataracte, il s'adresse, non pas à un médecin ordinaire, mais à un spécialiste, et il n'aura jamais l'idée de dire à cet oculiste : « Faites-moi donc opérer par votre domestique. » J'ai fait des opérations de cataracte, plusieurs ont réussi. Eh bien, je l'affirme, il est plus difficile de bien administrer une douche que de bien faire une opération de cataracte.

C'est que pour bien donner les douches, il faut être médecin attentif et expérimenté, il faut être, si je puis m'exprimer ainsi, un artiste et un savant, avoir un coup d'œil exercé et la main sûre. Il est certains organes qu'il faut doucher d'une certaine façon. Il faut donc savoir où sont placés ces organes et comment il faut les doucher. On ne douche pas le foie comme la rate. Et le foie lui-même ne doit pas être toujours douché de la même façon.

Les malades ne manquent pas de demander qu'elle est la durée du traitement. Il n'est pas possible de répondre à cette question d'une manière absolue. Lorsque la maladie est récente, il suffit quelquefois de fort peu de jours pour amener la guérison; mais comme l'hydrothérapie est la médication par excellence des maladies chroniques, et que les affections auxquelles elles s'adresse datent souvent de plusieurs années, le traitement demande un temps assez long, ordinairement plusieurs mois.

Lorsque les malades, après avoir éprouvé de l'amélioration dans leur état, ne voient pas le mieux se continuer, ils sont très-disposés à se décourager et à mettre de l'interruption dans leur traitement. C'est une faute, car ils peuvent perdre tout le bénéfice qu'ils avaient acquis. Il faut une grande persévérance pour arriver à bien, et souvent même, après la guérison, il est bon de recourir de temps en temps à l'hydrothérapie pour prévenir une rechute, surtout quand l'affection tient à une prédisposition constitutionnelle.

TABLE

Vichy. — Imprimerie Wallon.